La Prévention du Cancer du Curcuma

La Prévention du Cancer de L'Ayurvédique et de La MTC Redécouverte !

Anand Gupta

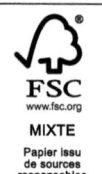

© 2018, Anand Gupta

Tous droits réservés

Edition : BoD - Books on Demand

12/14 rond-point des Champs Elysées

75008 Paris

Imprimé par BoD – Books on Demand, Norderstedt

ISBN : 978-2-3221-4448-8

Dépôt légal : 09-2018

Introduction

En achetant ce livre, vous accepter entièrement cette clause de non-responsabilité.

Aucun conseil

Le livre contient des informations. Les informations ne sont pas des conseils et ne devraient pas être traités comme tels.

Si vous pensez que vous souffrez de n'importe quel problème médicaux vous devriez demander un avis médical. Vous ne devriez jamais tarder à demander un avis médical, ne pas tenir compte d'avis médicaux, ou arrêter un traitement médical à cause des informations de ce livre.

Pas de représentations ou de garanties

Dans la mesure maximale permise par la loi applicable et sous réserve de l'article ci-dessous, nous avons enlevé toutes représentations, entreprises et garanties en relation avec ce livre.

Sans préjudice de la généralité du paragraphe précédent, nous ne nous engageons pas et nous ne garantissons pas :

• Que l'information du livre est correcte, précise, complète ou non-trompeuse ;

• Que l'utilisation des conseils du livre mènera à un résultat quelconque.

Limitations et exclusions de responsabilité

Les limitations et exclusions de responsabilité exposés dans cette section et autre part dans cette clause de non-responsabilité : sont soumis à l'article 6 ci-dessous ; et de gouverner tous les passifs découlant de cette clause ou en relation avec le livre, notamment des responsabilités découlant du contrat, en responsabilités civiles (y compris la négligence) et en cas de violation d'une obligation légale.

Nous ne serons pas responsables envers vous de toute perte découlant d'un événement ou d'événements hors de notre contrôle raisonnable.

Nous ne serons pas responsable envers vous de toutes pertes d'argent, y compris, sans limitation de perte ou de dommages de profits, de revenus, d'utilisation, de production, d'économies prévues, d'affaires, de contrats, d'opportunités commerciales ou de bonne volonté.

Nous ne serons responsables d'aucune perte ou de corruption de données, de base de données ou de logiciel.

Nous ne serons responsables d'aucune perte spéciale, indirecte ou conséquente ou de dommages.

Exceptions

Rien dans cette clause de non-responsabilité doit : limiter ou exclure notre responsabilité pour la mort ou des blessures résultant de la négligence ; limiter ou exclure notre responsabilité pour fraude ou représentations frauduleuses ; limiter l'un de nos passifs d'une façon qui ne soit pas autorisée par la loi applicable ; ou d'exclure l'un de nos passifs, qui ne peuvent être exclus en vertu du droit applicable.

Dissociabilité

Si une section de cette cause de non-responsabilité est déclarée comme étant illégal ou inacceptable par un tribunal ou autre autorité compétente, les autres sections de cette clause demeureront en vigueur.

Si tout contenu illégal et / ou inapplicable serait licite ou exécutoire si une partie d'entre elles seraient supprimées, cette partie sera réputée à être supprimée et le reste de la section restera en vigueur.

- INTRODUCTION: 9
- LE CURCUMA ET LA PRÉVENTION DU CANCER 22
- CURCUMA - L'ANTIDOTE POUR LE CANCER 26
- QUELQUES MEILLEURES ALIMENTS POUR LA PRÉVENTION DU CANCER 29
- AUTRES MÉTHODES 39
- LES AVANTAGES POUR LA SANTÉ DU CURCUMA POUR LA PRÉVENTION DU CANCER 42
- UTILISER LE CURCUMA POUR PRÉVENIR LE CANCER DU COL DE L'UTÉRUS 46
- OPTIONS DE TRAITEMENT AYURVÉDIQUE POUR LE CANCER DU COL DE L'UTÉRUS 54
- AVANTAGES DU TRAITEMENT AYURVÉDIQUE ET DES CLINIQUES 60
- DIFFÉRENCES DISTINCTIVES ENTRE LES MÉDICAMENTS MODERNE ET AYURVÉDIQUE 64
- MÉSOTHÉLIOME - TRAITEMENT DES HERBES AYURVÉDIQUES 71
- CANCER - TRAITEMENT DES HERBES AYURVÉDIQUES .. 76
- TRAITEMENTS AYURVÉDIQUES - CINQ TRAITEMENTS PUISSANTS EN AYURVEDA 83
- CONCLUSION 89

INTRODUCTION:

C'est toujours une joie de trouver un produit qui peut fournir n'importe quel genre d'aide que ce soit pour l'humanité tout entière. *Le curcuma* est juste ce genre de produit. Il ne faut pas beaucoup d'imagination pour apprécier sa capacité à maîtriser le cancer.

Bien que vous connaissez que ce produit peut-être est utilisé pour d'autres choses telles que des aliments ou aromatisants à base de curry dans la cuisine indienne il dispose également d'un grand potentiel pour la prévention des problèmes médicaux liés au cancer. La plupart des gens d'aujourd'hui peuvent facilement rattacher à son utilisation comme une herbe culinaire qui peut fournir un goût acidulé à divers plats au curry.

À partir de ses racines anciennes cette herbe est passée d'un arôme dans ces préparations alimentaires à base de curry pour une panacée pour divers types de cancer. Comment incroyable est-il vraiment! En toute honnêteté l'épice curcuma n'est pas réellement une panacée mais celle-ci a démontré de posséder certaines caractéristiques qui semblent très prometteuses dans des études de recherche sur le cancer. Il grandit rapidement en popularité comme un produit de prévention du cancer similaire au thé vert et d'autres suppléments. En plus préoccupant est celui des patients à risque élevé qui recherchent activement de nouveaux trouvé espoirs dans les fabuleuses propriétés d'herbes de prévention du cancer.

Cependant autant que le curcuma travaille bien il y a encore quelques choses que la plupart des gens ne parviennent pas à être au courant. Pour que le produit soit efficace, les propriétés chemo-préventives du produit dérivé de la plante doit entrer dans le flux sanguin d'une personne. Bien qu'on peut facilement comprendre que l'expérience de catéchines de thé vert n'a eu aucun problème à entrer dans un flux sanguin rapidement et efficacement, il est constaté que le composant actif de curcuma connu sous le nom de curcumine ont de grandes difficultés.

Dans le cas où vous souhaitez prendre le curcuma pour une éventuelle prévention du cancer, il serait préférable de choisir un supplément qui aurait un enrobage entérique qui aurait tendance à protéger les nutriments de tout acide gastrique qu'il rencontre. Sans ce type d'enrobage, cette substance vitale est plutôt rapidement transformée en composés inactifs que le corps ne reconnaît pas rapidement après mélange avec l'acide gastrique. Cela revient à dire que le produit est rendu inutile par l'interaction mentionnée ci-dessus. Cet effet particulier a reçu un nom spécifique de la part des différents chercheurs. Le phénomène est connu sous le nom de faible biodisponibilité. Le curcuma n'est pas le seul produit qui rencontre cette situation improductive car il y a aussi plusieurs vitamines et minéraux qui réagissent de manière similaire.

Le composant actif dans l'épice curcuma curcumine est indiqué pour prévenir et retarder le cancer dans des centaines d'études et rapports de recherche. Beaucoup de méthodes par lesquelles la cancérogenèse (attaque des carcinogènes sur l'ADN et la structure cellulaire) progresse a été montré pour être retardé ou court-circuité par le curcuma. Un puissant agent cancérigène TPA (antigène de polypeptide tissulaire) est connu pour provoquer le cancer en augmentant la production d'une substance dans le corps appelée protéine kinase. Le curcuma semble supprimer la production de protéine kinase. Curcuma est également montré pour abaisser les niveaux d'oncogène qui est un gène causant le cancer appelé **c-jun**. Une équipe de scientifiques a non seulement démontré ces effets suppressifs, mais a causé une inhibition de 99% des tumeurs induites par le TPA chez les rongeurs.

Il est évident que le curcuma ferme certaines des voies causant le cancer et bloque probablement les tumeurs malignes au stade d'initiation, de promotion et de progression lui-même. Le curcuma est capable de ralentir ou de prévenir la mutation génétique dans les cellules qui sont des facteurs de risque de cancer. La mutation est un changement génétique dans l'ADN - l'acide désoxyribonucléique d'une cellule qui est transmise aux futures générations de cellules dans le processus de division cellulaire. Bien que toutes les mutations de l'ADN ne soient pas cancérigènes, le cancer a toujours suivi la mutation de l'ADN.

Le cancer est défini comme une classe de maladies caractérisées par une croissance cellulaire hors de contrôle. La clinique Mayo dit qu'elle est causée par des changements ou des mutations de l'ADN dans les cellules. Différents types de cancers sont classés par type de cellule affectée initialement. Prévenir vaut mieux que guérir ! De toute évidence, tout ce qui peut prévenir le cancer mérite d'être étudié.

Il n'y a qu'une seule raison pour toutes les maladies. C'est la carence nutritionnelle. La nutrition maintient notre système immunitaire parfait et ne permet aucune agression externe. De ce point de vue, une curcumine nutritionnelle importante mérite d'être mentionnée. La curcumine est un flavonoïde biologique. Ce composé polyphénolique est un antioxydant fantastique et anti-inflammatoire. Vous ne devriez pas être confondu avec l'infection. L'infection est différente de l'inflammation.

Nous savons sans oxygène que nous ne pouvons pas vivre. Mais le même oxygène conduit à l'oxydation de nos cellules. C'est comme la pomme coupée qui devient brune en raison de l'oxydation. Dans ce processus, les radicaux libres sont formés dans notre corps. Ils doivent être combattus par la nutrition antioxydante. Si cela ne se produit pas, de nombreuses maladies de style de vie comme le cancer, l'arthrite, le diabète, etc., sont les résultats. Alors que d'un côté la nutrition combat les radicaux libres, la même nutrition devrait assurer que les victimes de la guerre soient éjectées correctement sans laisser de place à l'inflammation qui affectera de nombreux organes internes. La curcumine possède à la fois des propriétés anti-oxydantes et anti-inflammatoires.

La curcumine se trouve dans le curcuma pour la prévention du cancer. Le curcuma a 5% de curcumine et 3% d'huile essentielle. Le curcuma est utilisé en Inde comme médicament ayurvédique depuis des milliers d'années. Beaucoup de plats indiens ont le curcuma comme une épice en eux. En dehors de cela, le curcuma est utilisé pour guérir les brûlures, les ecchymoses, le rhume, la toux, les éruptions cutanées, etc.

L'Ayurveda est un mot sanscrit qui signifie «connaissance de la vie». Pour expliquer "Ayus" signifie la vie et "vedas" signifie la connaissance. La médecine ayurvédique est une forme de médecine alternative. C'est la médecine traditionnelle indienne que les savants semblent être dans un débat à propos de quand elle a réellement commencé. Le consensus général est qu'elle a commencé il y a environ 4000 à 5000 ans. Les savants ont continué à dire que la médecine ayurvédique est la forme la plus ancienne de la médecine et qu'elle a influencé la médecine grecque et la médecine traditionnelle chinoise. En raison de cette affirmation, la médecine ayurvédique a été étiquetée la "Mère de toute Guérison". C'est l'art de l'équilibre et de la longévité.

Au début, la médecine ayurvédique n'est pas facile à comprendre à cause de toutes les «terminologies étranges», mais une fois qu'on s'y habitue, cela devient plus facile. L'Ayurveda a ses racines dans une religion ancienne. Cette religion est l'hindouisme. Pour commencer et ensuite pendant de nombreuses années, les pratiques de l'Ayurveda ont été transmises par le bouche à oreille. Quand il a été écrit pour la première fois, il a été écrit à l'origine sur des feuilles de palmier et ensuite il a été enregistré dans des manuscrits. Ces manuels médicaux sur l'Ayurveda sont appelés ***Charaka Samhita et Sushruta***

Samhita. Ces livres sont enracinés dans la culture védique précoce. Cette culture est intrinsèquement spirituelle, centrée sur l'amour, la philosophie et les «Vérités Universelles».

La médecine ayurvédique est l'une des formes les plus anciennes de la nouvelle médecine pratiquée par les hindous. En Inde, au Sri Lanka et au Pakistan, les médecins conventionnels travaillent avec des médecins ayurvédiques pour traiter les patients. Basé sur un système complet de soins de santé par la désintoxication, l'alimentation, l'exercice, la phytothérapie et les techniques pour améliorer la santé mentale et émotionnelle, la médecine ayurvédique est pratiquée pour maintenir la santé et prévenir les maladies. Ayurveda considère que la bonne digestion et les émotions positives sont les clés d'une bonne santé. Les nourrissons à des personnes âgées peuvent bénéficier de la médecine ayurvédique qui peut guérir de nombreuses maladies ou conditions modernes. La plupart des localités auront au moins un magasin où vous pouvez acheter des médicaments ayurvédiques après avoir demandé conseil à un praticien certifié.

Les plantes médicinales préparées pour les traitements ayurvédiques sont préparées par des producteurs agréés par le gouvernement indien. La préparation de la phytothérapie nécessite de longs processus, mais elle est actuellement assistée par des technologies modernes. Vous pouvez acheter la médecine ayurvédique sous forme de liquide, comprimés, poudre ou pâte. Il n'y a absolument aucun produit chimique dans les médicaments ayurvédiques. L'exercice, le yoga et la méditation peuvent également être conseillés pour les personnes qui recherchent ce traitement moderne. Les plantes médicinales ayurvédiques peuvent traiter des problèmes de digestions, de circulation, de troubles métaboliques, de troubles du système nerveux et de symptômes tels que l'insomnie, maux de tête, tension, anxiété, hypertension, problèmes de glycémie, blessures et autres.

La médecine traditionnelle chinoise (MTC) également connue sous le nom de médecine alternative est une partie très importante du système de soins de santé d'aujourd'hui. Les traitements sont utilisés pour traiter divers troubles, soulager certains symptômes et même pour réduire la croissance des cellules cancéreuses. La phytothérapie est utilisée en médecine chinoise avec d'autres méthodes de traitement, telles que l'acupuncture, offrant la possibilité d'une vie saine et active.

Depuis l'antiquité, la médecine chinoise a été considérée comme l'un des traitements les plus utiles pour diverses maladies. Aujourd'hui, les gens croient aux pouvoirs de ce type de thérapie, en choisissant Internet pour prendre une décision éclairée sur le sujet.

La médecine chinoise est très différente de la médecine moderne, étant basée sur des croyances traditionnelles, y compris des concepts de philosophie. Les spécialistes considèrent qu'il est important de traiter l'humain, d'offrir au corps ce dont il a besoin et de ramener la vitalité. Divers remèdes sont utilisés et beaucoup de gens ont déclaré que la médecine chinoise a vraiment amélioré leur vie.

La fonction normale du corps humain peut être très bien maintenue avec l'aide de la médecine traditionnelle chinoise. Le massage, l'acupuncture et les thérapies à base de plantes sont mis en œuvre et chacun est soigneusement présenté en ligne, avec ses avantages et ses utilisations recommandées. Cela aide à respecter l'équilibre du yin et du yang, sans parler de la puissante existence du qi ou du souffle, comme on le sait communément.

Les herbes chinoises font partie des traitements traditionnels et parviennent à ramener le corps dans sa forme naturelle. Ils ont de nombreux ingrédients importants pour le corps humain et sont connus dans le monde entier comme l'un des meilleurs remèdes. La phytothérapie a de très vieilles traditions et les spécialistes les suivent sans exception. Les herbes contiennent divers agents, renforçant le corps et le fortifiant, le tout à l'aide d'un mélange bien fait.

L'Internet présente une grande variété d'herbes chinoises et il est essentiel de lire à leur sujet avant de décider lequel est le meilleur pour vous. Vous pouvez trouver des produits naturels pour la santé de la peau, les toniques pour les cheveux, la perte de poids, la relaxation et la digestion. En outre, il existe de multiples offres pour des troubles spécifiques masculins et féminins, sans oublier les produits énergétiques, les thés chinois et ceux spécialement conçus pour les problèmes de douleurs. Il est réconfortant de savoir qu'il y a tellement de produits disponibles en termes d'herbes chinoises et de médecine chinoise.

Il y a eu beaucoup de controverses sur le sujet de la médecine traditionnelle chinoise. Certains disent que les herbes n'ont aucun effet, d'autres se plaignent qu'ils peuvent avoir des effets indésirables et que les gens finissent par être mal informés. Avec l'aide d'Internet, cette branche de la médecine alternative a été mieux présentée et les gens ont commencé à mieux comprendre l'importance de ces produits. Ils sont une partie très forte du système médical moderne et ont plusieurs recommandations.

Les scientifiques ont étudié les herbes chinoises longues et dures et les thérapies utilisées. Ils ont découvert qu'ils ont des effets étonnants, fournissant au corps des minéraux, des vitamines et augmentant les niveaux d'énergie. Leurs produits sont connus pour réduire le stress de l'organisme et le tonifier. Ramener la vitalité est quelque chose que le thé vert chinois est capable de faire et beaucoup de gens visitent l'Internet pour acheter de tels produits.

Comme le World Wide Web offre une grande variété de thérapies chinoises, y compris les herbes chinoises, de plus en plus de gens choisissent d'acheter de tels produits. Ils s'intéressent à eux à des fins diverses, appréciant la multitude disponible et souhaitant bénéficier des actifs. Ils mettent de tels traitements dans un plan d'alimentation et préfèrent également beaucoup d'exercice. Les capsules à base de plantes ou de thé sont très populaires, induisant un état de détente agréable ou au contraire, stimulant le système nerveux et la réduction des sautes d'humeur.

La médecine chinoise est connue pour être très efficace pour diverses affections. Les gens du monde entier y croient et recommandent l'utilisation des herbes chinoises.

LE CURCUMA ET LA PRÉVENTION DU CANCER

Une de mes mesures préventives est de prendre le curcuma sur une base quotidienne. Ceux qui ont vécu le cancer ou qui ont de l'expérience avec le cancer auraient découvert le curcuma comme méthode de prévention du cancer.

Le curcumine contient de la curcumine, l'ingrédient actif qui a été attribué pour prévenir et détruire les cellules cancéreuses. La curcumine est la substance jaune qui est un peu collante lorsque vous grattez du curcuma. Les propriétés curatives du curcuma sont connues depuis longtemps surtout pour les Chinois et les Indiens. En Inde pour au moins 6000 ans, le curcuma a été utilisé comme médicament, aide à la beauté, la cuisine, les épices et un colorant. Pour les Chinois, le curcuma a été utilisé pour traiter la rate, l'estomac et le foie pendant plus de 1000 ans. Les Chinois l'ont utilisé pour stimuler et purifier, et comme antibiotique, antiviral et analgésique. Le curcuma, également connu sous le nom de safran indien, est une racine de la famille du gingembre et est cultivé principalement en Asie du Sud.

Le curcuma est disponible dans le commerce sous forme de poudre. Il est produit en faisant bouillir la racine et ensuite il est séché au four. Le curcuma séché est ensuite pilé sous forme de poudre orange-jaune vif. Ceci est vendu comme un épice et un additif alimentaire. On peut utiliser la racine brute, qui est la préférence, ou acheter la forme en poudre à l'épicerie si vous l'utilisez juste pour cuisiner. Toutefois, si vous le prenez comme un supplément, alors je recommande de faire des recherches et de les acheter auprès d'un fabricant de suppléments de bonne réputation. La fabrication de suppléments à base de plantes n'est pas aussi fortement réglementée que les médicaments, de sorte que la quantité de curcumine peut ne pas être vérifiable et que cela affectera son efficacité.

Le curcuma a des propriétés antibactériennes et anti-inflammatoires. Sa forme en poudre peut être utilisée sur l'eczéma, en faisant une pâte et en l'appliquant sur l'eczéma. Dans quelques applications, l'eczéma disparaît. Ce doit être les propriétés antibactériennes du curcuma au travail lorsqu'il est appliqué, il pique un peu, et c'est probablement les ingrédients actifs qui fonctionnent. Curcuma a également été montré pour aider le psoriasis aussi. La recherche a prouvé que le curcuma est efficace contre la réaction inflammatoire déclenchée par la bactérie, Heliobacter pylori.

Un certain nombre d'études sur la curcumine ont montré qu'elle possède des propriétés anticancéreuses et a des résultats prometteurs.

* *La curcumine peut tuer les cellules cancéreuses dans les plats de laboratoire et également réduire la croissance des cellules survivantes.*

* *La curcumine a également été trouvé pour réduire le développement de plusieurs formes de cancer chez les animaux de laboratoire, et pour réduire les tumeurs animales.*

• *Lorsqu'il est combiné avec le chou-fleur, il a montré qu'il prévient le cancer de la prostate et empêche la croissance du cancer de la prostate existant*

• *Il a été démontré que la curcumine empêche le cancer du sein de se propager aux poumons chez la souris.*

• *Et il a été montré pour arrêter la croissance de nouveaux vaisseaux sanguins dans les tumeurs. Cela soutient la théorie de l'anti-angiogenèse. L'idée de l'anti-angiogenèse est la famine des nutriments aux cellules cancéreuses qui mèneront à l'apoptose des cellules cancéreuses.*

Le curcuma est une herbe naturelle, et comme il est connu pour traiter et prévenir efficacement le cancer, il n'y a aucune raison de ne pas essayer de l'utiliser régulièrement.

CURCUMA - L'ANTIDOTE POUR LE CANCER

Le curcuma est l'une des principales épices utilisées dans les cuisines indiennes asiatiques. La curcumine est la principale composante du curcuma. Il donne au curcuma sa couleur jaune caractéristique. La curcumine est un antioxydant puissant. De nombreux rapports de recherche et études ont confirmé qu'il s'agit d'un agent anti-cancérigène extrêmement puissant. La curcumine est un puissant inhibiteur des enzymes responsables de l'inflammation au niveau cellulaire. L'inflammation cellulaire est l'une des premières étapes de la formation des cellules cancéreuses. Normalement, il faut plusieurs années avant qu'une telle inflammation se développe en une forme cancéreuse maligne à part entière. Le curcuma semble tuer les cellules cancéreuses à ce premier stade lui-même.

La curcumine appartient au groupe polyphénol des composés qui sont de puissants antioxydants. Depuis 1980, le domaine médical considère sérieusement les antioxydants comme un moyen efficace de prévenir et d'atténuer le cancer. La curcumine était particulièrement intéressante en raison des faibles taux de cancer en Inde où le curcuma fait partie de l'alimentation quotidienne. Avec de nombreuses études et rapports de recherche, les pouvoirs de prévention du cancer et d'atténuation du cancer du curcuma sont devenus plus clairs.

La curcumine, le composant actif du curcuma, s'est révélée très efficace dans le traitement des cas difficiles de cancer de la peau. Une étude a impliqué plusieurs patients atteints de cancers ulcéreux dans la bouche et la peau dont les problèmes n'ont pas été abordés avec des thérapies conventionnelles comme la chirurgie, la radiothérapie et la chimiothérapie. Un traitement de dix-huit mois à base d'extraits de curcuma a apporté un soulagement considérable aux symptômes désagréables du cancer de la peau. Une autre étude a démontré dans une étude que la formation de tumeurs du côlon était inhibée chez un grand groupe de rats nourris avec de l'extrait de curcumine.

Il a été estimé que chaque jour environ 350 cellules cancéreuses et des tumeurs microscopiques se forment dans le corps d'un jeune individu en bonne santé. Mais la plupart de ces cellules déviantes sont détruites par le système immunitaire naturel du corps avant même que ces cellules ne franchissent le stade microscopique. Lorsque le nombre de ces cellules déviantes formées dans le corps augmente et lorsque l'activité des cellules tueuses naturelles (système immunitaire) diminue, ces tumeurs peuvent se transformer en une forme maligne. À ce stade, le diagnostic clinique du cancer se produit. Le curcuma est connu pour tuer de telles cellules cancéreuses déviantes quand elles sont au stade microscopique lui-même.

Le curcuma semble offrir un certain degré de protection contre le cancer. Il est logique de l'ajouter régulièrement dans notre alimentation.

QUELQUES MEILLEURES ALIMENTS POUR LA PRÉVENTION DU CANCER

Il ne fait aucun doute que les aliments que les gens mangent affectent leur santé et leur bien-être. Vous devez donc peser les conséquences de la consommation d'aliments qui ont seulement un bon goût, mais qui peuvent nuire à la santé et à d'autres aliments qui auront des capacités de prévention des maladies, même le cancer. Certains aliments, lorsqu'ils sont consommés crus ou légèrement cuits avec leurs éléments nutritifs intacts, aideront à prévenir divers types de cancer.

Environ 35% des cancers sont liés à des facteurs nutritionnels. Pour la prévention du cancer, mangez des aliments qui sont riches en nutriments pour aider à protéger les cellules de votre corps contre les dommages, tels que ceux-ci.

Pamplemousse

La vitamine C est un antioxydant qui se trouve dans de nombreux fruits et légumes comme le pamplemousse, les oranges, les poivrons et le brocoli. La vitamine C aide à prévenir la formation de composés azotés qui causent le cancer. Il existe des liens entre la réduction du risque de cancer de l'estomac, du côlon, de l'œsophage, de la vessie, du sein et du col de l'utérus chez ceux dont la diète est riche en vitamine C qui semble moins fiable. Par conséquent, mangez beaucoup de fruits et légumes riches en vitamine C, ils sont parfaits pour votre corps de plusieurs façons.

Les arachides et le beurre d'arachide

Certaines études montrent que manger des aliments riches en vitamine E peut aider à réduire le risque de cancer de l'estomac, du côlon, du poumon, du foie et d'autres cancers. Même avec d'autres antioxydants, les suppléments de vitamine E ne sont pas aussi fiables. Je recommande d'ajouter à votre alimentation des aliments riches en vitamine E comme les arachides, le beurre de cacahuète, les amandes, le beurre d'amande et les graines de tournesol. Ils aideront à garder vos cellules fortes. Répartissez une cuillère à soupe de beurre d'arachide ou de beurre d'amande sur une tranche de pain grillé à grains entiers pour une collation remplie de vitamine E.

Baies

Les baies sont parmi les aliments les mieux classés qui réduisent le plus probablement le risque de cancer. Au fil des ans, nous en apprenons de plus en plus sur les avantages de ces fruits puissants de la nutrition. En particulier, il a été démontré que les bleuets, les canneberges et les framboises peuvent aider à prévenir le cancer. Les antioxydants naturellement présents dans les bleuets ont des propriétés anticancéreuses. Les canneberges sont également emballées avec beaucoup de produits chimiques naturels contre le cancer. Les animaux de laboratoire nourris avec des framboises noires présentaient une réduction de 60% des tumeurs de l'œsophage et une réduction de 80% des tumeurs du côlon.

Patates douces

Le bêta-carotène est un antioxydant puissant. Des études montrent que ceux dont le régime alimentaire est riche en bêta-carotène, qui contient principalement des légumes à feuilles orange et vertes, ont un risque réduit de cancer, en particulier des poumons, du côlon et de l'estomac. Une étude a également révélé que pour les femmes préménopausées, manger beaucoup de légumes qui comprennent le bêta-carotène, le folate, la vitamine C et les fibres, comme les patates douces réduit le risque de cancer du sein d'environ la moitié.

Saumon sauvage

Avoir des faibles niveaux de vitamine D ont été liés à plusieurs cancers, y compris le sein et le côlon. Les scientifiques croient que la vitamine D peut aider à bloquer le développement des vaisseaux sanguins qui alimentent les tumeurs en croissance et aider à arrêter la propagation des cellules cancéreuses et précancéreuses. Je recommande de manger beaucoup d'aliments riches en vitamine D, comme le saumon sauvage, et de choisir des produits laitiers enrichis en vitamine D, comme le lait et le yogourt. Puisque seulement quelques aliments fournissent de la vitamine D, vous devriez envisager de prendre une multivitamine quotidienne ou un supplément distinct qui fournit au moins 1 000 UI de vitamine D3.

Graines de lin moulues

Les acides gras oméga-3 peuvent aider à prévenir le cancer en prévenant la propagation des cellules cancéreuses et en perturbant les étapes essentielles au développement des tumeurs. Les acides gras oméga-3 aident également à réduire l'inflammation, ce qui signifie que théoriquement, il peut réduire la possibilité de mutations cellulaires. Néanmoins, même si les oméga-3 ne réduisent pas directement le risque de cancer, ils aident certainement à garder notre corps fort et sain. Pour toutes ces raisons, je recommande fortement d'ajouter des aliments riches en oméga-3 à votre alimentation. Vous pouvez également mélanger de la graine de lin moulue dans votre yogourt et smoothies, ce qui est un excellent moyen de prendre plus d'oméga-3 dans votre alimentation.

Curcuma

Le curcuma est l'épice de couleur jaune trouvée dans la poudre de cari. Un ingrédient actif trouvé dans le curcuma est la curcumine. Il fonctionne à la fois comme un anti-inflammatoire et un antioxydant, et peut aider à prévenir le cancer en interférant avec les aspects de la signalisation cellulaire. Il a été démontré que la curcumine aide à prévenir le cancer du sein, du côlon, de l'estomac, du foie et des poumons dans le test effectué sur des animaux de laboratoire. Utiliser de la poudre de curry pour pimenter le poulet et les plats aux œufs est un moyen facile de l'ajouter à votre alimentation et, en prime, ajouté de la saveur à vos repas.

Le thé

Le thé contient des composés appelés catéchines. Un composé que les scientifiques croient peut aider à arrêter la croissance des cellules cancéreuses et prévenir les mutations cellulaires qui contribuent au développement du cancer. Dans certaines parties de l'Asie, où le thé est une boisson préférée, la consommation de thé vert a été liée à la réduction du risque de cancer de l'estomac chez les femmes. En Chine, les buveurs de thé vert présentaient moins de risques de développer des cancers du rectum et du pancréas que les buveurs autres que le thé. Il a également été démontré que ceux qui boivent du thé régulièrement ont un risque réduit de cancer du côlon, du sein, de l'ovaire, de la prostate et des poumons. Il semble que tous les types de thé, vert, noir, blanc, oolong, sont évalués pour avoir des agents de prévention du cancer. Par conséquent, vous devriez régulièrement boire et apprécier le thé dans une variété de saveurs pour obtenir tous les avantages.

Légumes

Les haricots et autres légumineuses sont également sur la liste restreinte d'aliments pour la prévention du cancer. Ils contiennent de la saponine, des inhibiteurs de protéase et de l'acide phytique qui protègent les cellules de l'affaiblissement, ce qui peut conduire au cancer. Ils empêchent également la croissance, la division et la reproduction des cellules cancérigènes. La graine de lin moulue crue est la meilleure source de lignanes, un groupe d'œstrogènes végétaux connus sous le nom de phytoestrogènes qui ont un effet anticancéreux bénéfique, ainsi que l'acide gras oméga-3 connu sous le nom d'acide alpha-linolénique, qui empêchent la formation de tumeurs sur le sein, les poumons, le côlon et la peau.

Légumes crucifères

Tous les aliments végétaux comme les céréales, les fruits et les légumes contiennent de petites quantités de phytonutriments. Les phytonutriments sont des composés chimiques naturels qui sont tout aussi importants que les vitamines et les minéraux pour le maintien de la santé. Il y a des milliers de phytonutriments connus, dont beaucoup ont vérifié la possibilité de nous protéger du cancer. Les légumes crucifères comme le brocoli, le chou-fleur et le chou contiennent des phytonutriments, qui peuvent aider à prévenir le métabolisme de certains carcinogènes et promouvoir la production d'enzymes de détoxification dans le corps.

Grenades

Les grenades peuvent prévenir la croissance des cellules cancéreuses et désactiver les composés cancérigènes sur la base des études effectuées chez les animaux de laboratoire. Par conséquent, inclure les graines de grenade dans les smoothies ou les utiliser comme garnitures pour votre bol de yogourt ou de céréales et profiter des avantages pour la santé qu'il offre. Les autres fruits qui contiennent des niveaux élevés d'acide ellagique sont les mûres, les canneberges, les noix de pécan, les grenades, les framboises, les fraises, les noix et les raisins.

Herbes

L'ail est l'une des herbes les plus recherchées par la communauté scientifique pour ses avantages. Parmi ses nombreux avantages, l'un des plus importants est sa capacité de prévention du cancer. Des études montrent que lorsque l'ail est consommé régulièrement par un individu, ses chances de développer un cancer diminuent considérablement. Lorsque l'ail est mangé cru, il fournit plusieurs nutriments contre le cancer, tels que l'allicine, l'allixine, les sulfures d'allyle, la guercétine, etc. Ces nutriments ralentissent ou arrêtent la croissance des corps cancérigènes sur la prostate, la vessie et le côlon. Un autre ingrédient trouvé dans l'ail, disulfure de diallyle, est censé prévenir les cancers de la peau, du côlon et du poumon, ainsi que la leucémie.

AUTRES MÉTHODES

CHOSES QUI DEVRAIENT ÊTRES ÉVITÉES:

tabac, consommation excessive d'alcool, amiante, arsenic, rayonnements, surexposition au soleil, gaz d'échappement des véhicules, sucre, en particulier fructose, aliments transformés, aliments génétiquement modifiés, pesticides, herbicides, nettoyants chimiques ménagers.

MANGEZ UN RÉGIME ANTI-CANCER:

Myrtilles, ail, brocoli, thé vert, grenade, tomates, avocats, huile de coco et curcuma. Aussi, assurez-vous d'obtenir suffisamment de magnésium dans votre alimentation. Le magnésium peut être trouvé dans les amandes, les graines de sésame, les graines de tournesol, les figues, les citrons, les pommes, les légumes verts à feuilles sombres, le céleri, les pousses de luzerne, et le riz brun. Buvez beaucoup d'eau, en particulier de l'eau purifiée. Boire du café caféiné, mais pas décaféiné, a été trouvé pour réduire les chances de contracter certains cancers. Il est également souhaitable de manger plusieurs de vos aliments crus, ainsi que d'inclure les fruits et légumes tous les jours.

AUTRES STRATÉGIES ANTI-CANCER CONNUES:

Faites de l'exercice régulièrement et dormez suffisamment. Mangez des aliments biologiques lorsque cela est possible. Assurez-vous de consommer suffisamment de vitamine D, soit à partir de vos aliments, du soleil ou d'un supplément vitaminique. Gérer votre niveau de stress Trop de stress détruit les nutriments dont votre corps a besoin et affaiblit le système immunitaire.

La plupart des nutritionnistes recommandent que nous prenions un bon supplément de multivitamines-minéraux, car il peut être difficile d'obtenir tout ce dont vous avez besoin à partir des aliments seuls. Il est connu que le cancer prospère dans un environnement acide et il ne peut pas survivre dans un environnement alcalin. C'est une bonne chose pour aider à réduire vos chances d'avoir un cancer et d'être en meilleure santé.

LES AVANTAGES POUR LA SANTÉ DU CURCUMA POUR LA PRÉVENTION DU CANCER

De tous les bienfaits pour la santé du curcuma, la prévention du cancer est en tête de liste, car la maladie est un problème majeur de santé publique, un décès sur quatre dans une partie du monde étant dû à un type de cancer. L'autre principal tueur est la maladie cardiaque. Protéger la santé cardiaque peut également être parmi les avantages pour la santé du curcuma.

Il est important que les gens réalisent que ce n'est pas la seule plante importante qui a été identifiée récemment. C'est en fait l'un des nombreux. Les avantages pour la santé du curcuma sont similaires à ceux du thé vert, de la myrtille, du raisin, des tomates, des feuilles d'olivier, des algues et de l'orange amère. Toutes ces plantes et beaucoup d'autres contiennent des antioxydants uniques qui aident à protéger les cellules du corps contre les dommages causés par les radicaux libres et l'inflammation chronique.

Quand il s'agit de cancer, les avantages pour la santé du curcuma proviennent de sa capacité à induire la mort des cellules cancéreuses, sans causer de dommages aux cellules saines. Les traitements contre le cancer que nous avons actuellement sont toxiques pour les cellules environnantes, ce qui explique pourquoi il y a tellement d'effets secondaires négatifs à nos thérapies modernes.

Si les avantages pour la santé du curcuma sont pleinement réalisés, les chercheurs peuvent être en mesure de proposer des médicaments contre le cancer qui ne sont pas accompagnés d'effets secondaires négatifs. Mais, pour les gens comme vous et moi, notre meilleure chance est de faire tout ce que nous pouvons pour réduire notre risque de contracter la maladie en premier lieu.

Nous pouvons le faire en évitant les cancérogènes connus, en mangeant des aliments plus sains et en profitant de certains des meilleurs suppléments sur le marché. Afin d'obtenir les avantages pour la santé du curcuma, le supplément doit être bien conçu. Comme beaucoup de ces antioxydants, la curcumine, le composé responsable des bienfaits pour la santé du curcuma, a une faible biodisponibilité; peu est absorbé dans le sang.

Les chercheurs ont mesuré les taux sériques sanguins après avoir mangé jusqu'à 10 grammes de curcumine et ont trouvé des quantités négligeables d'être présents. S'il ne pénètre pas dans la circulation sanguine, il ne peut pas aider à protéger nos cellules contre le cancer. Ce qui se passe, c'est que les acides de l'estomac dégradent rapidement le composé. Pour qu'il atteigne la circulation sanguine, il doit être protégé avec un enrobage entérique.

L'inclusion de la pipérine, un composant du poivre noir, augmente la biodisponibilité de la curcumine et, par conséquent, les bienfaits pour la santé du curcuma, ce qui réduit encore les exigences de dosage. Aussi peu que 50 mg par jour est efficace et c'est une bonne chose, car il y a des effets secondaires négatifs qui accompagnent les avantages pour la santé du curcuma. L'utilisation à long terme de doses élevées provoque une indigestion, peut aggraver la vésicule biliaire et a été montré pour causer des problèmes de foie chez les animaux de laboratoire.

UTILISER LE CURCUMA POUR PRÉVENIR LE CANCER DU COL DE L'UTÉRUS

Même avec les efforts de recherche étendus à travers le monde sur le remède le plus efficace pour le cancer du col de l'utérus aujourd'hui, le nombre total de femmes diagnostiquées et donc les décès sont en augmentation progressive. Des campagnes de sensibilisation catapultées par la nécessité de maintenir le nombre de décès à un bas niveau par rapport aux énormes quantités de fonds injectées dans la cause, peu de progrès ont été signalées. Cependant, synonyme de toute maladie globale, il y a eu des rapports illimités de découvertes non confirmées sur la meilleure mesure préventive contre le cancer du col de l'utérus. Cependant, il est temps de confirmer si ces efforts porteront des fruits utiles.

Le cancer du col de l'utérus est un type traditionnel de cancer qui se développe dans le col de l'utérus mais qui restera sans signe observable jusqu'à ce qu'il se soit métastasé. Typiquement répandu parmi la population féminine adulte, il est connu pour se propager lentement, et des données récentes suggèrent que parmi les trois femmes dans le monde, on a diagnostiqué chez elle. Cela en fait l'une des principales maladies mortelles dans le monde aujourd'hui. Cependant, avec une détection précoce et une prévention appropriée, toute victime potentielle peut facilement échapper à cette condition.

Bien qu'il existe une myriade de médicaments préventifs et curatifs contre le cancer du col de l'utérus dans le monde, le curcuma se distingue parmi les plus utilisés. Cette herbe étonnante originaire de l'Inde est connue pour contenir un ingrédient actif **Curcumin** qui abrite de nombreuses propriétés anti-cancer d'où la renommée. En s'appuyant sur l'American Cancer Society, Curcumin reste un agent de prévention du cancer du col de l'utérus multimodal.

Le curcuma de couleur jaune orangé, qu'il soit cru ou en poudre, agit efficacement contre un certain nombre d'affections courantes.

Cependant, une attention particulière est portée contre le cancer du col de l'utérus, par lequel la curcumine inhibe la croissance et la division des cellules cancéreuses du col de l'utérus.

Plusieurs procédures d'essai en laboratoire suggèrent qu'il devrait limiter l'enzyme COX-2. L'enzyme COX-2 est très létale, conduisant souvent au cancer en provoquant une inflammation négative dans la région touchée. En outre, l'utilisation de curcuma aide à réduire l'apport d'oxygène et d'énergie à ces cellules malignes à travers la curcumine. Quand ils manquent d'oxygène et d'énergie pour ronger la partie affectée du col de l'utérus, ils vont progressivement diminuer en raison de l'apoptose.

Curcumin induit également un gène qui supprime la croissance des tumeurs cancéreuses et des voies tumorales sur le col de l'utérus en plus de prévenir toute division cellulaire dans les cellules souches cancéreuses. Les cellules cancéreuses se propagent souvent lentement et de manière imperceptible, un facteur que la circulation s'arrête avec succès, contribuant ainsi avec succès à prévenir et à guérir cette maladie nuisible.

Grâce à ces recherches et analyses à travers différents établissements médicaux à l'échelle mondiale, il était clair que les curcumineux savent généralement faire la différence entre les cellules malignes et les cellules normales du corps. En outre, tandis que, dans la nourriture, il est absorbé dans le sang comme les nutriments conventionnels et les sels minéraux, plutôt que par le côlon.

En plus d'être simplement une épice, le curcuma laisse des résultats merveilleux sur votre corps. Avec un peu de ce curry dans votre alimentation quotidienne, je peux bien travailler en éliminant non seulement le cancer du col de l'utérus, mais aussi les maladies courantes, y compris plusieurs autres types de cancer et des problèmes de santé courants.

Préparer des aliments à base de curcuma peut être facile car il peut être incorporé dans n'importe quel aliment, y compris les salades d'œufs, soupes, morceaux de viande et même comme assaisonnement. C'est un fait que cela a été non seulement un ingrédient dans de nombreux ménages, mais aussi une excellente forme de traitement à travers l'Asie jusqu'à la Chine ancienne.

Cette herbe étonnante peut être facilement obtenue dans n'importe quel magasin d'alimentation aujourd'hui et provient souvent sous la forme de poudre, ne présentant aucune raison de contrer les signes de cancer. De plus, les gourous de la santé innovateurs ont réussi à mettre au point une variété de crèmes et gels de santé à base de curcuma à appliquer sur la zone virginale. Il est donc réel de rapporter que le curcuma et donc la circumine constituent une étape importante dans la lutte pour une solution à long terme à toute forme de cancer, en particulier le cancer virginien.

ÉTUDES SCIENTIFIQUES SUR LE CURCUMA

Alors qu'il a été cité que le curcuma peut aider à notre mémoire, il existe également des études, qui ont montré que le curcuma pour la prévention du cancer s'est avéré bénéfique dans certains cas.

- ❖ Combien d'entre nous auraient pensé que cette épice merveilleuse qui peut être trouvée dans nos plats de curry préférés pourrait être responsable de réduire ou même de prévenir le cancer?

- ❖ Les statistiques montrent que, dans notre vie, une personne sur trois peut s'attendre à recevoir au moins une forme de cancer dans sa vie, certaines études montrant que les statistiques sont portées à un homme sur deux.

- ❖ Aucun de nous ne veut penser au mot «C», mais il n'y a probablement aucun d'entre nous qui n'ait été touché par cette terrible maladie, du moins sous une forme ou moyen.

- ❖ L'ingrédient principal du curcuma est le puissant antioxydant appelé curcumine, qui suscite beaucoup d'attention dans les médias et dans les études sur le curcuma pour la prévention du cancer.

- ❖ Le curcuma est non seulement un antioxydant puissant, mais il est également un anti-inflammatoire, qui est étudié en ce qui concerne l'arrêt ou la prévention de certains cancers.

- ❖ Comme de nombreux antioxydants, le curcuma aide le corps à combattre les radicaux libres, qui sont des toxines qui peuvent causer des dommages à nos cellules saines.

- ❖ Comme plus de recherches sont faites sur le curcuma pour la prévention du cancer, il semble que cette épice savoureuse pourrait aider à arrêter la propagation des cancers en faisant en sorte que les cellules cancéreuses se combattent, les détruisant un par un, tout en laissant les cellules saines prospérer.

- ❖ Utilisation de curcuma pour la prévention du cancer pourrait être à l'horizon que plus de recherches sont faites pour voir comment cette épice peut aider à la guerre contre le cancer.

- ❖ Afin de recevoir les avantages du curcuma, la meilleure façon d'obtenir les quantités que votre corps peut utiliser est d'incorporer une multivitamine tout-en-un dans votre alimentation quotidienne qui comprend cette substance. Nous recevons un seul corps, et nous voulons tous faire de notre mieux pour le garder en santé.

OPTIONS DE TRAITEMENT AYURVÉDIQUE POUR LE CANCER DU COL DE L'UTÉRUS

Au cours des dix dernières années, la médecine ayurvédique a gagné en popularité en Amérique du Nord, en partie grâce au travail de Deepak Chopra, médecin, écrivain et conférencier indien qui a fait la promotion de ses capacités et a influencé son utilisation aux côtés de la médecine moderne pour aider à guérir le cancer. Cependant, la plupart des gens n'ont même pas entendu parler de la médecine ayurvédique, et encore moins l'ont réellement utilisée.

Qu'est-ce que la médecine ayurvédique?

Originaire d'Inde, la médecine ayurvédique (Ayurveda) existe depuis plus de 5000 ans. Il met l'accent sur le rétablissement de l'équilibre du corps par l'alimentation, le mode de vie, l'exercice et le nettoyage du corps; avec la santé de l'esprit, du corps et de l'esprit - et semblable à la médecine chinoise, c'est un «système de médecine complet». C'est-à-dire - il est basé à la fois sur les théories et les méthodes de prévention et de traitement de la santé et de la maladie.

Comment la médecine ayurvédique est-elle prescrite?

En médecine ayurvédique; on croit que la langue peut offrir certains indices sur les zones du corps qui peuvent être déséquilibrées (on observe également la peau, les lèvres, les ongles et les yeux). Cela permettra à un praticien de déterminer l'équilibre des doshas d'une personne (les différences individuelles d'une personne [vata = espace et air, kapha = eau et terre, et pitta = feu et eau]) ou les types métaboliques.

Aussi le prakuti du patient (la constitution et la nature essentielle d'un individu) est déterminé pour permettre de se concentrer sur la restauration d'un dosha déséquilibré (un dosha déséquilibré est censé interrompre le flux naturel du prana [énergie vitale] d'un individu causé par une digestion handicapée à cause d'une accumulation de déchets corporels). Une méthode qui a été utilisée avec succès pour guérir des maladies pendant une longue période.

Comment la médecine ayurvédique est-elle utilisée pour guérir le cancer?

Aujourd'hui, la médecine ayurvédique est utilisée pour traiter le cancer (en particulier le cancer du col de l'utérus), où elle vise non seulement à traiter le cancer, mais aussi à traiter ses symptômes; en empêchant sa propagation et en réduisant les effets secondaires couramment observés avec les médicaments modernes.

Différents médicaments ayurvédiques s'attaquent à différents domaines d'une maladie. Par exemple: *Arogya-Vardhini, Kanchnar-Guggulu, Mahamanjishthadi-Qadha, Punarnavadi-Guggulu et Triphala-Guggulu*, etc., sont utilisés pour traiter les tumeurs locales; considérant qu'un type de douche médicamenteuse contenant

Triphala (3-fruits) et Yashtimadkuk (Glycerrhina glabra) est utilisé pour traiter les ulcérations locales.

D'autres médicaments qui agissent sur le rasa, le rakta et le mansa dhatus ([tissus] trois des sept tissus qui forment différents organes et systèmes corporels) incluent: Kutk (Picrorrhiza kurroa) et Indrayav (Holharrhina indica), etc., et sont utilisés pour aider à prévenir les métastases (propagation) du cancer à d'autres parties du corps.

Ashwagandha (Withania somnifera), Bala (Sida cordifolia), Nagbala (Sida humilis) et Shatavari (Asparagus racemosus), etc., sont utilisés pour aider à améliorer l'immunité du corps; considérant qu'Ashwagandha, Shatavari, Kamadudha-Ras, Shankh-Vati, Laghu-Sutshekhar-Ras et Vishwa (Zinziber officinale) sont utilisés pour aider à prévenir ou à réduire les effets secondaires des médicaments modernes.

Quel succès a eu la médecine ayurvédique sur le cancer du col de l'utérus?

Le but direct de la médecine ayurvédique est de traiter la tumeur cervicale primaire, et de prévenir toute métastase (également pour traiter les métastases qui ont déjà eu lieu [le cas échéant]). On administre aux patients des médicaments (dont certains ont des actions spécifiques sur l'utérus et le col de l'utérus) à fortes doses pour attaquer la tumeur et agir sur les tissus lymphatiques et sanguins qui aident à prévenir les métastases.

Ce traitement à haute dose, agressif et prolongé (6-9 mois) semble entraîner de nombreux patients atteints de cancer du col de l'utérus dans un état de rémission (le cours de traitement a été effectué avec succès [ne signifie pas que le patient cancéreux n'est plus à risque de récidive de la maladie, ou a été guéri]) Une qualité de vie notable et un taux de survie amélioré ont été documentés.

Cependant, il peut effectivement y avoir un certain doute quant à savoir si la médecine ayurvédique peut réellement guérir le cancer du col de l'utérus complètement; Cependant, il existe des indications positives pour montrer qu'il a une certaine capacité à guérir. Pour le moment, il n'y a pas encore suffisamment de preuves pour confirmer ou infirmer la capacité de la médecine ayurvédique à être un candidat approprié dans la lutte contre le cancer du col de l'utérus.

AVANTAGES DU TRAITEMENT AYURVÉDIQUE ET DES CLINIQUES

Avec le mode de vie en constante évolution de l'homme, de nouveaux problèmes de santé émergent forçant l'homme à se tourner vers la médecine alternative pour la guérison. En dépit du fait que les sciences médicales ont fait de grands progrès, il y a encore certains aspects qui sont laissés sans réponse par eux. En conséquence, les gens cherchent à essayer la forme traditionnelle et ancienne de traitement ayurvédique pour se débarrasser de leurs problèmes.

La forme ayurvédique du traitement est une forme de traitement très ancienne et traditionnelle qui venait d'Inde. Il est encore à ce jour très populaire parmi les gens pour guérir de nombreux types de maux à partir de problèmes d'estomac, problèmes sexuels, troubles métaboliques et nerveux, problèmes respiratoires et urinaires et autres. Il existe de nombreuses cliniques ayurvédiques qui fournissent un traitement par le traitement de divers ingrédients naturels tels que les herbes pour la guérison de ces maladies. Ces cliniques sont non seulement populaires en Inde et dans d'autres pays asiatiques, mais aussi partout dans le monde ces derniers temps.

Il y a certains avantages très efficaces du traitement ayurvédique qui lui donnent un avantage très distinct par rapport à d'autres formes de pratiques médicales. Certains de ces avantages sont comme suit:

- Ces formes de traitement et de médicaments n'ont presque aucun effet secondaire.
- De tels traitements peuvent être fournis à tous, quel que soit leur âge.
- Ils ne sont pas aussi coûteux que d'autres formes de médicaments.
- Le traitement ayurvédique est pratiqué avec succès depuis des âges bien qu'ils ne soient pas complètement vérifiés expérimentalement.

- Ces derniers temps, même les sciences médicales modernes cherchent à utiliser les avantages polyvalents de cette forme de traitement.

Les cliniques et les traitements ayurvédiques sont les plus connus dans les parties méridionales de l'Inde, comme le Kerala, où cette méthode de traitement des maladies à base de plantes est très pratiquée. L'Ayurveda est considérée comme l'une des meilleures formes de médecine alternative qui peut même guérir des maladies qui ne sont guère guéries par d'autres formes de traitement. Mais afin d'obtenir les meilleurs résultats du traitement ayurvédique, il est de la plus haute importance d'entrer en contact avec un médecin ayurvédique qualifié et professionnel. Il y a beaucoup de faux qui vendent des herbes et des racines et prétendent qu'ils sont des médicaments ayurvédiques qui peuvent guérir des maladies incurables. Méfiez-vous de ces fraudes et mieux rester loin d'eux et de leurs mauvaises intentions. De nos jours, les cliniques ayurvédiques ont ouvert en ligne, où vous pouvez non seulement obtenir un traitement pour les maladies des médecins ayurvédiques experts, mais aussi acheter des médicaments ayurvédiques et à base de plantes selon vos besoins.

Naturoveda est une clinique de traitement ayurvédique et à base de plantes en ligne qui a aidé à guérir de nombreuses personnes de maladies qui n'ont pas été guéries ailleurs. Avec une grande expérience et des connaissances dans le domaine de l'Ayurveda, nous fournissons des solutions à presque tous les problèmes de santé avec un grand succès.

DIFFÉRENCES DISTINCTIVES ENTRE LES MÉDICAMENTS MODERNE ET AYURVÉDIQUE

Les systèmes médicaux, qu'ils soient ayurvédiques ou conventionnels allopathiques, modernes, médicinaux, ont chacun leurs propres avantages et inconvénients. Sans vouloir critiquer aucun système de médicaments et ne pas vous forcer à suivre une certaine pratique médicale, cet article présente une comparaison détaillée entre les médecines moderne et ayurvédique.

1. Approche

Les médecines modernes traitent le corps physique, en considérant chaque organe ou composant comme séparé de l'autre. Ainsi, nous trouvons des spécialistes des médicaments modernes. Par exemple, un cardiologue vous renverra probablement à un gastrologue si vous venez à lui se plaignant de souffrir de brûlures d'estomac sévères.

En revanche, le champ de l'Ayurveda traite le corps entier d'une manière holistique. Ce système croit qu'un médecin ayurvédique complet est celui qui connaît tous les systèmes de médicaments associés à l'Ayurveda. Pour le praticien ayurvédique, le corps et l'esprit sont connectés et le traitement de toute condition implique l'équilibre entre les trois aspects.

2. Effets secondaires

C'est un fait commun que les médicaments modernes sont pleins d'effets secondaires. Par exemple, une femme qui prend des pilules contraceptives se retrouve souvent obèse. En revanche, l'Ayurveda est basé sur les herbes, qui se trouvent dans la nature et les remèdes naturels ayurvédiques n'ont aucun effet secondaire.

3. Traitement Naturel

Au cours des dernières décennies, l'afflux de connaissances ayurvédiques en Occident les a sensibilisés au concept de traitement naturel mais ils sont loin d'appliquer la compréhension des médecines naturelles. Les médecines conventionnelles croient en prescrivant des substances synthétiques et chimiques pour traiter n'importe quelle condition

En revanche, l'Ayurveda croit en l'herborisme, qui est dérivé de la nature. Ils croient que la communion intime avec la nature est la seule façon d'obtenir un bien-être idéal.

4. Basé sur l'évidence

La médecine conventionnelle est purement fondée sur des preuves, même si les médecins modernes s'engagent dans de nombreux essais et erreurs. Combien de fois avez-vous consulté un médecin qui vous a prescrit un médicament particulier pour une affection qui sera seulement changé lors de votre prochaine visite?

En revanche, c'est une idée fausse selon laquelle l'Ayurveda ne repose pas sur des principes scientifiques. En fait, l'Ayurveda a son propre ensemble de principes qui est suivi par chaque pratiquant ayurvédique religieusement. Le traitement ayurvédique est basé sur la nature et le système suit la sagesse naturelle et la vérité universelle que les plantes et les remèdes à base de plantes peuvent être utilisés pour prévenir et, si nécessaire, pour guérir tous les problèmes de santé. Il a été dit que "il n'y a pas de commencement et il n'y a pas de fin à l'Ayurveda". Son éventail de connaissances ne peut pas être contenu dans des livres.

5. Racines

Les médicaments modernes et le traitement sont plus enclins à supprimer les symptômes d'une maladie plutôt qu'à l'éradiquer de sa racine. Un cas simple - lorsque vous consultez un médecin lorsque vous avez la grippe, le médecin prescrit souvent des médicaments qui suppriment les symptômes. Mais le médicament le guérit-il? Non.

En revanche, les remèdes ayurvédiques ne sont pas concernés par la suppression des symptômes. En effet, au départ, les remèdes prescrits vont très souvent intensifier les symptômes pour que le problème puisse être traité depuis sa racine. Plutôt que de supprimer la fièvre, le médecin ayurvédique lui permettra de se lever, tout en le contrôlant, pour permettre à la haute fièvre de détruire toutes les bactéries qui ont envahi l'organisme.

6. Alimentation et style de vie

La médecine moderne considère rarement le régime et le mode de vie de la personne souffrant. Ils sont simplement intéressés par la maladie et, ce faisant, une maladie n'est jamais prévenue et, au mieux, elle est supprimée jusqu'au prochain épisode. Cependant, au cours des dernières années, les praticiens de la médecine moderne se sont lentement réchauffés à l'idée d'inclure le régime et le mode de vie aussi bien en prescrivant le traitement.

En revanche, l'Ayurveda croit que notre bien-être dépend de ce que nous mangeons et de la façon dont nous gérons notre vie. Une alimentation saine, un style de vie équilibré qui comprend un renforcement spirituel, assurera l'équilibre et l'harmonie dans la vie d'une personne. Si cet équilibre est maintenu, il n'y a pas besoin de médicaments. Ce n'est que lorsque l'équilibre est perturbé que des problèmes de santé surgissent.

7. Détoxication

La médecine moderne est plus préoccupée par la suppression des symptômes, comme mentionné ci-dessus. Il ne comprend tout simplement pas le concept de prévention par la désintoxication du corps, par exemple. Même si une poignée de médecins sont au courant, ils hésitent à le recommander parce qu'il n'est pas prescrit par les règles de la médecine moderne.

En revanche, la désintoxication est la base de tous les remèdes ayurvédiques. Ils insistent sur le fait que l'élimination des toxines du corps joue le rôle le plus important dans l'éradication de la maladie causant des facteurs qui empêcheront également la maladie d'éclater encore et encore.

MÉSOTHÉLIOME - TRAITEMENT DES HERBES AYURVÉDIQUES

Le mésothéliome est une forme rare de cancer qui se développe à partir de la muqueuse protectrice qui recouvre les organes internes du corps tels que les poumons, la cavité abdominale et le cœur. L'exposition environnementale ou professionnelle à l'amiante est principalement considérée comme la cause de cette maladie. La présentation la plus fréquente de mésothéliome malin est dans la plèvre qui recouvre les poumons. Les symptômes communs incluent l'essoufflement, la douleur thoracique, la collecte de liquide dans la plèvre, et les symptômes généraux tels que la perte de poids. Le diagnostic de cette maladie se fait généralement à l'aide d'une radiographie pulmonaire, d'un scanner thoracique et d'une biopsie de la plèvre. Les signes et les symptômes du mésothéliome apparaissent près de 20 à 50 ans après l'exposition à l'amiante. Le cancer peut se propager à d'autres parties du corps et produire différents symptômes locaux. La gestion moderne de cette condition implique une intervention chirurgicale, une chimiothérapie et une radiothérapie, ou une combinaison de ces modalités de traitement; Cependant, les résultats globaux sont assez médiocres même avec un traitement combiné. La survie après un diagnostic confirmé de cette maladie est en moyenne de 1 à 2 ans. L'exposition à l'amiante peut avoir des implications médico-légales et cette condition est généralement associée à des poursuites, demandant une indemnisation pour la condition.

Traitement ayurvédique à base de plantes pour le mésothéliome vise à traiter la tumeur, en empêchant sa propagation à d'autres parties du corps, et en améliorant le taux de survie globale. Le traitement ayurvédique à base de plantes peut également être combiné à une prise en charge moderne telle que la chirurgie, la chimiothérapie et la radiothérapie. En raison de la nature agressive du mésothéliome, le traitement ayurvédique à base de plantes doit être institué le plus tôt possible. Les médicaments ayurvédiques à base de plantes doivent être administrés à fortes doses et pendant des périodes prolongées afin de contrôler cette condition. Comme les manifestations les plus fréquentes de cette maladie se trouvent dans la plèvre qui recouvre les poumons, les médicaments à base de plantes qui ont une affinité spécifique pour les poumons et la plèvre sont utilisés comme piliers du traitement de la maladie. En outre, les médicaments à base de plantes qui ont une action spécifique sur le tissu sanguin sont également utilisés dans la prise en charge du mésothéliome. Les médicaments sont également utilisés pour prévenir la propagation de cette maladie par la circulation sanguine et lymphatique. Les médicaments les plus utiles dans la prise en charge de cette maladie ont un effet anti-inflammatoire et un effet anticancéreux. L'utilisation de tels médicaments aide donc à contrôler l'inflammation, l'infection, ainsi que réellement tuer et enlever les cellules cancéreuses.

En plus du traitement ci-dessus, des agents immunomodulateurs à base de plantes ayurvédiques sont également utilisés à fortes doses afin de stimuler le système immunitaire de l'individu affecté afin d'aider à lutter contre le cancer et provoquer une rémission complète de la maladie au plus tôt. Un système immunitaire fort aide également à maintenir la force de l'individu affecté et apporte un sentiment de vigueur et de vitalité. En fonction de la présentation de la maladie, un traitement symptomatique est également administré pour des symptômes tels que l'infection thoracique, la fièvre, l'hémoptysie, le pneumothorax et la formation de pus dans le liquide pleural. Des médicaments à base de plantes doivent également être administrés pour éliminer les cellules cancéreuses mortes, les toxines et les débris générés par le traitement soit par le système gastro-intestinal, soit par les reins. Les médicaments utiles dans le traitement du mésothéliome comprennent le Kantakari (Solanum indicum), le Manjishtha (Rubia cordifolia), le Saariva (Hemidesmus indicus), le Guduchi (Tinospora cordifolia), le Gokshur (Tribulus terrestris), l'Amalaki (Emblica officinalis), le Kanchnar Guggulu et le Mahamanjishthadi Qadha. .

La plupart des personnes atteintes de mésothéliome nécessitent un traitement ayurvédique agressif à base de plantes pendant environ 12 à 15 mois afin de contrôler complètement la maladie et d'améliorer significativement le taux de survie. Le traitement ayurvédique à base de plantes a donc une contribution significative à jouer dans la gestion et le traitement du mésothéliome.

CANCER - TRAITEMENT DES HERBES AYURVÉDIQUES

Le cancer est une croissance incontrôlée des cellules qui se produit habituellement lorsque les cellules normales subissent une mutation génétique de manière prolongée et pendant des périodes prolongées. Il y a un échec de la part des cellules à cesser de se diviser et à croître et de subir une mort programmée. Il existe près de 200 types différents de cancers connus. Les causes du cancer comprennent l'hérédité; fumée de tabac; radiation; rayonnement ultraviolet du soleil; toxines alimentaires; et les produits chimiques environnementaux. Le cancer résulte lorsque ces causes entraînent une augmentation des oncogènes et une réduction des gènes suppresseurs de tumeurs, des gènes de réparation de l'ADN et des gènes d'autodestruction.

Il y a cinq types principaux de cancer qui incluent:

1) Carcinome, qui résulte de la peau et des doublures des organes et des systèmes du corps [adénocarcinome; carcinome basocellulaire; carcinome épidermoïde; et carcinome à cellules transitionnelles].

2) Sarcome, qui se développe dans le tissu conjonctif [os, cartilage, graisse, muscle et vaisseaux sanguins].

3) Leucémie, qui se développe dans la moelle osseuse.

4) Lymphome et myélome, qui se développent dans le système immunitaire et

5) Tumeurs du cerveau et de la moelle épinière [gliome, astrocytome].

La classification du cancer est faite selon le format TNM (Tumeur [T1-4 qui indique une sévérité croissante]; ce qui indique une migration progressive; et Métastase [0 ou 1]). Il est également fait comme étapes 1 à 4, ce qui indique encore une fois progressivement la gravité. Mettre en étape apporte une uniformité universelle en ce qui concerne l'évaluation et le traitement du cancer et de comprendre son pronostic. Le traitement du cancer comprend différentes modalités telles que la chirurgie, la chimiothérapie, la radiothérapie, la thérapie ciblée, l'immunothérapie, l'hyperthermie, la greffe de cellules souches, la thérapie photodynamique et le laser.

Malgré les multiples options de traitement avancées disponibles, le traitement du cancer présente encore de nombreuses limites, et la récurrence est un problème majeur. La chirurgie peut ne pas éliminer physiquement toutes les cellules cancéreuses; la chimiothérapie n'affecte que les cellules cancéreuses qui se divisent activement; la radiothérapie ne parvient pas non plus à détruire tous les ADN des cellules cancéreuses; Des mutations répétées dans les cellules cancéreuses peuvent rendre ces médicaments multirésistants même très puissants. Après avoir subi une rémission complète avec un traitement contre le cancer, la récurrence est la plus fréquente au cours des deux premières années; les chances de récidive diminuent significativement après cinq ans de rémission. La récurrence est très rare après dix ans de rémission; cependant - et c'est une idée plutôt troublante - il y a encore quelques cancers qui peuvent se reproduire même après dix ans de rémission.

Dans ce scénario, le traitement ayurvédique a un rôle particulier à jouer dans la gestion globale du cancer. Actuellement, il serait plus sûr et plus éthique d'utiliser le traitement ayurvédique comme traitement complémentaire (additif) plutôt que comme traitement alternatif (autonome). Les lacunes actuelles dans le traitement du cancer peuvent être complètement remplies de médicaments ayurvédiques. Le traitement ayurvédique peut considérablement stimuler le système immunitaire et aider le corps dans sa lutte contre les cellules cancéreuses. Les médicaments à base de plantes et les associations herbales-minérales peuvent réduire les mutations des cellules cancéreuses et détruire les cellules anormales. Un traitement ayurvédique administré simultanément peut réduire les effets secondaires connus des traitements modernes, améliorer la réponse au traitement, aider à prolonger la rémission et aider à prévenir la récidive.

Les médicaments ayurvédiques agissent sur des organes et des systèmes corporels spécifiques; Le traitement ayurvédique peut donc fournir une thérapie anticancéreuse hautement ciblée et protéger les organes contre les dommages irréversibles. Ce traitement peut également être utilisé pour inverser la tendance en cas de résistance aux médicaments ou d'échec du traitement moderne, ou lorsque les effets secondaires des médicaments modernes nécessitent le retrait de ces médicaments. Le traitement ayurvédique est également très utile dans le cancer avancé avec des métastases multiples, ou des patients atteints d'un cancer en phase terminale, pour aider à contrôler la maladie, améliorer la qualité de vie et améliorer la survie.

Il est important de noter que le traitement ayurvédique peut être le plus bénéfique s'il est amorcé au plus tôt, avec la première détection et le premier diagnostic de cancer. La plupart des individus ont tendance à rechercher un traitement ayurvédique après avoir épuisé toutes les options de traitement modernes, lorsque le patient est déjà en phase terminale, et que les médicaments ayurvédiques n'ont pas le temps de fonctionner. Il est également important d'éviter l'automédication ou de devenir la proie des charlatans. Le même régime médical ne fonctionnera pas pour tous les types de cancer; différents patients avec le même type et la gravité similaire du cancer peuvent répondre différemment au même médicament. En fait, même un patient atteint d'un cancer en cours de traitement ne peut pas recevoir les mêmes médicaments indéfiniment; une surveillance régulière et une évaluation périodique sont nécessaires pour modifier le traitement en fonction de la progression du cancer, de la réponse au traitement et de la présence ou de l'apparition de facteurs comorbides et d'effets indésirables du traitement. Les décisions de traitement pour le cancer ne sont évidemment pas simples.

L'expérience clinique depuis les trois dernières décennies a toujours prouvé que le traitement ayurvédique du cancer peut être administré en toute sécurité en même temps que les modalités de traitement modernes, à condition que les deux soient effectués par des praticiens qualifiés de leurs domaines respectifs. Le traitement ayurvédique peut faire une différence significative dans le résultat final tout en traitant le cancer. Le traitement ayurvédique a donc un rôle certain à jouer dans la prise en charge du cancer.

TRAITEMENTS AYURVÉDIQUES - CINQ TRAITEMENTS PUISSANTS EN AYURVEDA

Les traitements ayurvédiques sont originaires de la culture indienne et ont été pratiqués dans le monde entier comme une forme de médecine alternative. Bien qu'il ait eu de l'influence en médecine occidentale, ceux qui ont ajouté à leur arsenal des médicaments et des traitements ayurvédiques le considèrent comme un traitement complémentaire qui n'est pas destiné à remplacer les traitements actuellement réservés aux malades et aux maladies. Plusieurs interprétations de techniques de guérison ayurvédiques ont été utilisées dans le monde entier pour compléter une thérapie ou un programme de traitement existant et améliorer la vie du receveur.

Traitements Ayurvédiques

Ces traitements soulignent l'importance des médicaments à base de plantes et, parfois, des produits animaux. Ces traitements comprennent une grande variété d'herbes, d'huiles et de pâtes aux herbes qui sont utilisées en étant ingérées ou en étant appliquées sur différentes parties du corps.

Les traitements thérapeutiques revitalisants sont utilisés dans plusieurs atmosphères, y compris les spas, les clubs de santé et les institutions de guérison holistiques. À chacun de ces endroits, les thérapeutes adapteront le traitement pour répondre aux besoins spécifiques de chaque patient et fournir un équilibre et une alimentation optimaux à la fois pour l'esprit et le corps du patient. Tous les traitements et thérapies ayurvédiques favorisent des propriétés naturelles, douces et agréables dans votre vie. Les traitements peuvent varier de Pizichilli, Udvartna, Gandharva, Shirodhara, Marm et bien d'autres. Ceux-ci vont tous promouvoir un aspect différent du bien-être émotionnel, de la guérison physique ou de l'éveil spirituel selon le besoin et le client.

1) Traitement Pizichilli

Le massage Ayurvédique Pizichilli est l'un des nombreux traitements proposés par les thérapeutes de la société occidentale. Ce traitement spécifique est conçu pour purifier et rajeunir le corps avec des flux nourrissants d'huiles chaudes aux herbes qui sont lissées dans le corps sous la forme d'un massage. Bien que l'expérience vous rafraîchisse et vous détende, le but ultime de cette thérapie est d'améliorer la circulation dans tout le corps et de réduire les toxines.

2) Traitement Udvartna pour Cibler les Lymphatiques

La thérapie Udvartna exfolie la peau et stimule les muscles dans tout le corps humain pour améliorer le flux sanguin et la circulation sanguine. Avec l'utilisation de remèdes ayurvédiques et de médicaments, y compris des pâtes et des huiles à base de plantes, deux thérapeutes effectueront des techniques qui diminueront la rétention d'eau et draineront le système lymphatique pour un sentiment d'illumination. Cette réduction des fluides laissera votre sensation moins lourde et avec une énergie retrouvée.

3) Thérapie Gandharva

Cette catégorie dans les traitements ayurvédiques est la plus harmonieuse du groupe et vise la tranquillité dans l'esprit et le corps avec la thérapie par le son. En ciblant l'énergie de votre esprit et de votre corps, les bols chantants en cristal éveillent la vitalité et la félicité du patient. Bien qu'il n'y ait aucun contact ou médicament ayurvédique associé à ce traitement, vous apprécierez vraiment l'efficacité de cette forme de son sur la restauration de la santé et un profond sentiment de bien-être.

4) *Traitement Shirodhara pour le Système Nerveux Central*

Parmi tous les traitements ayurvédiques, la thérapie shirodhara est conçue pour induire un état méditatif profond. Au cours de cette séance de relaxation, votre thérapeute versera systématiquement des huiles chaudes sur votre front ciblant le centre énergétique intuitif du corps. En calmant la zone dans le sixième chakra grâce à des sessions fréquentes, vous deviendrez une personne plus créative et intuitive

5) *Jonctions Marma*

Ce traitement ayurvédique incarne le point d'intersection entre votre corps, vos émotions et votre esprit. Avec l'utilisation de remèdes ayurvédiques et d'huiles spécifiques à cette jonction, le thérapeute effectuera des contacts circulaires qui stimuleront des points spécifiques du corps humain pour l'énergie, la restauration et le rajeunissement. Ces mouvements éveilleront votre système de guérison interne, donnant un profond sentiment de bien-être.

Comme vous pouvez le voir, il existe de nombreuses formes de thérapie qui peuvent être effectuées en fonction de votre affection. Consultez un thérapeute ou un spécialiste qui ciblera vos besoins spécifiques. Les traitements ayurvédiques sont un excellent moyen de revitaliser le corps, l'esprit et l'âme.

CONCLUSION

Il existe des différences entre l'Ayurveda et la médecine moderne et conventionnelle. Ils sont amenés à vous avec l'espoir qu'ils invoqueront en vous la curiosité et la faim d'explorer et de découvrir par vous-même les énormes avantages que l'Ayurveda a à offrir.

Nous devrions également prendre conscience du fait que le curcuma n'est pas une alternative aux traitements médicaux avec un médecin, mais une nouvelle approche qui devrait être familière avec et explorer au maximum ses avantages et ses propriétés uniques de tuer le cancer.